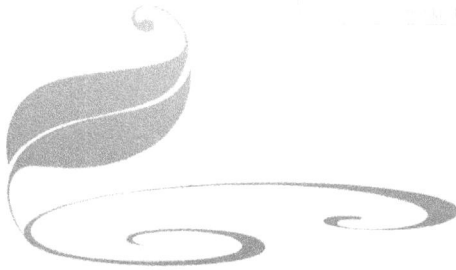

The Healing Power of Home Remedies

El Poder Curativo de los Remedios Caseros

Colección García -Ledo

Publicado por
D'har Services
P.O. Box 290
Yelm, Wa 98597
www.dharservices.com
info@dharservices.com
dharservices@gmail.com

Derechos de autor © 2013 Colección Garcia - Ledo

Carátula© Xiomara García
Dt: 5446962

ISBN-13: 978-1-939948-08-3

Index – Índice

English «Ingles» & Spanish «Español»

GENERAL RECOMMENDATION:

For centuries human beings have used plants to cure their ailments. This tradition gave rise to modern pharmaceutical companies, that made their medications using components of plants.

This book should be used only as a reference and not as a manual of medicine.

It is not my intention to replace any medical treatment that has been prescribed for you. If you suspect that you suffer from some disease, please seek help from a competent physician.

In collecting these herbal traditions, my wish is that this practical knowledge be placed in your hands to help in your health care.

Maria Luisa Garcia-Ledo

RECOMENDACIÓN GENERAL:

El hombre desde siglos ha utilizado las plantas para curar sus dolencias, esta tradición dio origen a las modernas farmacéuticas. Que elaboran sus medicamentos usando componentes de plantas.

Este libro solo debe utilizarse como referencia y no como manual de medicina.

No pretendo sustituir ningún tratamiento médico que le hayan indicado. Si sospecha que padece de alguna enfermedad, lo invito a buscar ayuda de un médico competente.

Mi deseo al recopilar las tradiciones que pasan de recomendación en recomendación, transcendiendo las épocas, es poner este conocimiento práctico en sus manos para ayudar en el cuidado de la salud.

Maria Luisa Garcia-Ledo

ALCOHOLISM

To detoxify the body:

1. If you are not diabetic, take honey. Honey contains fructose and it is good for alcohol elimination.
2. Cucumber diminishes the effects of alcohol.
3. Pepper mixed with water can help to end the hangover
4. Ginger is good to alleviate the indisposition of the hangover
5. Grind 2-tablespoons of melon seeds and mix 20 grams of tender guava leaves in a half-liter of water. Boil the mixture and drink it throughout the day.
6. Rubbing lemon on the armpits will alleviate the effects of hangover.
7. Sauerkraut and tomato diminish the effects of hangover.
8. It is good to eat peanut butter before drinking alcohol.
9. Ginseng is good to combat tobacco, alcohol and other drug addictions. It also helps to relax.
10. Apples are good to help with detoxification.
11. Eating grapes for a full day helps with detoxification.

ALCOHOLISMO

Para desintoxicar el cuerpo:

1. Si no es diabético(a), tome miel. La miel contiene fructosa y ayuda a eliminar el alcohol.

2. El pepino disminuye el efecto del alcohol.

3. Beber pimienta disuelta en agua termina la resaca.

4. El jengibre alivia el malestar de la resaca.

5. Moler 2-cucharadas de semillas de melón. Se vierten junto con 20 gramos de hojas tiernas de guayabo en medio litro de agua; hervir durante 10-minutos. Tomar esta preparación a lo largo del día.

6. Frotar limón en las axilas, alivia la resaca.

7. La col agria y jugo de tomate alivia la resaca.

8. Mantequilla de maní consumir antes de beber.

9. Ginseng es bueno para combatir el estrés, ayuda a salir de las adiciones del tabaco, el alcohol y otras drogas.

10. Comer manzana es buena para desintoxicar.

11. Comer uvas el día entero ayuda para que el cuerpo se desintoxique.

ALLERGIES
To Battle allergies:

1. The flower of the elder tree can help to fight allergies. The tea of this flower fights itching, redness and inflammations of the skin caused by allergies.

2. Greater Plantain (weed) can heal allergies.

3. Euphrasia rostkoviana can heal allergies (eyes).

4. Drink apple vinegar

5. Drink lemon juice once a day.

6. Apply yogurt on the affected area.

ALERGIAS
Para combatir las alergias:

1. Flor de saúco (árbol). La cocción de esta flor combate la picazón, enrojecimientos e inflamaciones de la piel provocados a menudo por las alergias.
2. Té de llantén (Pantago) ayuda a combatir las alergias.
3. Eufrasia, poner compresas en los (ojos).
4. Beber vinagre de manzana.
5. El limón, tomar una vez al día.
6. Yogur aplicar en la zona afectada.

❧

ALZHEIMER
To help Alzheimer sufferers:

1. Gingco biloba.
2. As well as canary grass milk
3. Soy and ginseng.
4. Drink several cups of sage tea drink throughout the day.
5. Massage your head with Rosemary oil and fennel oil.
6. Drops of cola helps with brain circulation.
7. Nettle helps with the mood swings of Alzheimer's Sufferer.
8. It is recommended to eat the following fruits:
Oranges, apricots, chirimoya, soursop, figs, lemon,

mango, tangerine, apple, cashew, peach, melon, papaya, pineapple, banana, grapes, kiwi, medlar or neesberry and grapefruit.

ALZHEIMER
Para ayudar a combatir el Alzheimer:

1. Té el Gingco biloba.
2. Leche de alpiste.
3. la soya y el ginseng.
4. El té de salvia, varias tazas al día.
5. Darse masajes en la cabeza con aceite de romero y aceite de hinojo.
6. Gotas de cola ayuda a mejorar la circulación del cerebro.
7. La ortiga mejora el estado de ánimo de los enfermos de Alzheimer.
8. Se recomienda comer estas frutas: Naranja, limón, albaricoque, chirimoya, guanábana, higo, mango, kiwi, mandarina, manzana, marañón, melocotón, melón, papaya, piña plátano, uvas, níspero, toronja.

❦

AMBIASIS
To cure ambiasis:
1. Add 5-drops of crude petroleum and 1-teaspoon of sugar. Take it 3 to 5 times per day.
2. Drink the mix of carrot, onion and coconut juices.

AMEBAS ENQUISTADAS
Para curarse de las amebas enquistadas:

1. A una cucharadita de azúcar se le agrega 5-gotas de petróleo crudo, se toma de 3 a 5 veces al día.
2. Tomar jugo de zanahoria, mezclado con cebolla y coco.

❧

AMOEBAS
To control the discomfort of amoebas:

1. Papaya seeds liquefied.
2. Pumpkin or squash seeds liquefied.
3. Grind a pineapple and add a large tablespoon of aguardiente. Drink it first thing in the morning.
4. Drink ficus aurea milk first thing in the morning.
5. Boil white onions and drink during nine days.
6. Add three heads of garlic to a half bottle of aguardiente, let it sit for nine days, then drink a teacup first thing in the morning.
7. Smash and take three spicy Chili peppers first thing in the morning for ten days. (If you suffer from ulcers or gastritis, you should not take it.)
8. Put mint leaves in aguardiente for eight days, and take a shot first thing in the morning.

AMEBAS
Para curarse de las amebas:

1. Semilla de papaya licuada.
2. Semilla de zapallo o auyama (calabaza) licuada.
3. Una piña molida se le agrega una cucharada grande de aguardiente y se toma en ayunas.
4. Tomar leche de higuerón en ayuna.
5. Se hierve cebolla blanca y tomar durante nueve días.
6. Media botella de aguardiente se le agrega tres cabezas de ajo, se deja por nueve días y luego se toma una tacita en ayunas.
7. Ají pajarito (conocido en algunos países como guindilla, jalapeño o aji guaguao) el que pica, aplastarlo y tomarse (tres) en ayunas, por diez días. (Si sufre de úlcera o gastritis no debe tomarlo.
8. Hierba-buena en aguardiente por ocho días, y se toma una copita en ayunas.

ANEMIA
To battle anemia:
1. Eat foods rich in iron
2. Eat food with chlorophyll
3. Strawberries
4. Spinach
5. Ground peppers and Guavas

ANEMIA
Para combatir la anemia:

1. Alimentos ricos en hierro.
2. Alimentos con clorofila.
3. La fresa.
4. La espinaca.
5. El pimiento y guayaba molidos.

ANEMIA (PERNICIOUS)
To battle it:
1. Vitamin B12, it even helps with digestive and nervous conditions.
2. The following foods contain vitamin B12: Guava, beer yeast, wheat and rice, etc.

ANEMIA PERNICIOSA
Para combatirla:
1. Vitamina B12 además ayuda para los trastornos digestivos y nerviosos.
2. Algunos alimentos que la contienen son: Guayaba, levadura de cerveza, el trigo y el arroz, etc.

APPENDICITIS
To combat the inflammation of appendix:
1. Pears, apples, citrus, blueberries, grapes.
2. Soy beans.

You cannot abuse with the intake of meats, flours and milk.

APENDICITIS
Para evitar la inflamación del apéndice.
1. La pera, la manzana, los cítricos, los arándanos, las uvas
2. El frijol de oro (soya)

No abusar de la carne, harinas y lácteos.

❧

APPETITE
To stimulate appetite:

1. Eating prunes with salt and Black pepper is good.
2. Coriander is good to stimulate the appetite.
3. Mix fig juice, tomatoes and tamarind and drink it.
4. Mix the orange juice with ground cinnamon and salt and drink it.
5. Chamomile and ground ginger is good.
6. Drink hot water with rock salt and unrefined sugar.
7. Parsley is good for stimulate the appetite.

APETITO
Para estimular el apetito:

1. Comer pasas con sal y pimienta negra, es bueno.
2. El coriandro es bueno para abrir el apetito.
3. Mezcle jugo de higo, el tomate y el tamarindo y bébalo.
4. Tomar jugo natural de naranja al que se le agrega jengibre en polvo y sal y bébalo.

5. Manzanilla y jengibre molido estimula el apetito.
6. Tomar agua caliente con sal de roca y azúcar no refinada.
7. El perejil.

ARTERIES
To clean the arteries, veins and varicose veins:

1. **Garlic on a daily basis is good to clean.**
2. **Drink plenty of water.**
3. **Vitamin P helps with permeability of the capillary veins. Some fruits that contain vitamin P are:**
4. **Mamey, watermelon, plums, cherries, grapes and in the vegetables peppers.**
5. **Apple vinegar is good for the varicose veins when applied on the affected areas.**
6. **Apply the aloe vera gel on varicose veins and capillary veins.**

ARTERIAS
Para limpiar las arterias, venas y venas varicosas:

1. Un ajo al día limpia las arterias, venas y varices.
2. Tomar mucha agua.
3. La vitamina P da permeabilidad a los vasos capilares. Algunas de las frutas que contienen vitamina P son:
4. Mamey, sandía, ciruela, cerezas, uvas y en los vegetales el pimiento.
5. El vinagre de manzana, ayuda en las varices, se coloca sobre la parte afectada.
6. Aplicar gel de aloe vera sobre las várices, vasos capilares.

ARTHRITIS
To battle Arthritis:

1. Parsley.
2. Rosemary are good for arthritis.
3. Garlic, and garlic seeds.
4. Drink hot black coffee with lemon juice is good.
5. Boiled yuca, White potato.
6. Eggplant, green peppers.
7. Green beans.
8. El tomatoes.
9. Linen seed.

ARTRITIS
Para combatir la artritis:

1. El perejil.
2. El romero.
3. El ajo y la semilla de ajo.
4. El café negro caliente con jugo de limón.
5. La yuca hervida, la papa blanca.
6. La berenjena y los pimientos verdes.
7. Las judías verdes.
8. El tomate.
9. La semilla de lino.

ASTHMA

Asthma gives the sensation of suffocation and it is difficult to exhale. To combat it:

1. Take lemon and honey at bedtime.
2. Drink tea of Gingko biloba.
3. Boil milk with garlic and drink it hot before bedtime.
4. Peel several heads of garlic and cook them in apple vinegar and honey. Take one teaspoonful per day.
5. Rub the chest with a mixture of oils from eucalyptus, pine, rosemary, marjoram and sunflower.
6. Coconut is good, as well as eucalyptus.
7. Tea of sunflower seeds with honey.
8. White horebound is a good diuretic and it is also used for indigestión, respiration, colds, coughs and asthma.
9. Celery is good for preventing asthma attacks.

ASMA

El asma se presenta con una sensación de ahogo que dificulta la capacidad de vaciar los pulmones, para ayudar a combatir este malestar:

1. Tomar limón con miel al acostarse.
2. Beber té de hoja de Gingko biloba.
3. Hervir leche con un diente de ajo, tomarlo caliente al acostarse.
4. Varias cabezas de ajo pelado cocinarlos en vinagre de manzana y miel. Tomar 1-cucharadita diaria.
5. Friccione el pecho con la mezcla de aceite de eucalipto, pino, romero, mejorana y girasol.

6. Coco
7. Eucalipto.
8. Té de semillas de girasol con miel.
9. El marrubio es un diurético y se usa para la indigestión, respiración, resfriado, tos y asma.
10. Comer apio sirve para prevenir los ataques de asma.

BACKACHE
To control pain:

1. Make a hot cataplasm of cabbage leaves and apply to affected area.
2. Apply a cold towel for several minutes on affected area then apply a hot towel.
3. You will feel relieve by applying radish and boiled milk on the affected area.
4. Garlic use is important for backache; you can mince garlic and apply on affected area.
5. Mustard oil or coconut oil can be applied to affected area, and then shower with very warm water.
6. Mix lemon juice and salt and drink it.
7. Take 2,000mg of vitamin C
8. Eat vegetables: lettuce, radish, cucumber, carrots, cauliflower, spinach. Except plantains.

DOLOR DE ESPALDA
Para combatir el dolor:

1. Hacer una cataplasma de las hojas de col (berza) caliente y ponerla en la zona afectada.

2. Poner una toallita en hielo por varios minutos y después poner una en agua caliente en el área afectada.

3. Se siente alivio, aplicándose el rábano picante y leche hervida en la zona adolorida.

4. El uso del ajo es importante para el dolor de espalda o tomarlo; también machacar el ajo y ponerlo en la zona afectada.

5. El aceite de mostaza o el aceite de coco debe aplicarse en la zona afectada y después baño con agua caliente.

6. Tomar jugo de limón mezclado con sal.

7. Tomar vitamina C, 2000mg.

8. Comer vegetales: lechuga, rábano, pepino, coliflor, zanahoria, espinaca. Excepto el plátano.

❧

BED-WETTING

For children bedwetting:
1. Drinking tea of cinnamon before going to bed.

ORINA

Para los niños que se orinan en la cama:
1. Un cocimiento de canela al acostarse.

❧

BILE

To control the bile:
1. Drinking sour orange, rhubarb and olive oil boiled in water is good for bile.
2. Parsley, carrots and the root of dandelion are good

BILIS
Para combatir la bilis:
1. Tomar naranja agria en agua hervida con ruibarbo y aceite de oliva .
2. Perejil, zanahoria y raíz de diente de león.

✿

BLADDER
To clean bladder:
1.Tea of orange leaves is good for the bladder.

VEJIGA
Para limpiar la vejiga:
1. Tomar té de las hojas de naranja.

✿

BLOOD AND CIRCULATION
To clean the bloodstream and increase circulation:

1. Cherries are good for ailments of uric acid in the blood.
2. Carrots are good in purifying the blood.
3. Dandelion, linen, pomegranate, licorice, gentian, lavender, chili powder are good for circulation.
4. Chamomile is a good diuretic and anti-inflammatory for circulation.
5. Sage tea helps stimulate circulation.
6. Soak your feet in very warm water and then in cold water.

SANGRE Y CIRCULACIÓN

Para limpiar la sangre y obtener una buena circulación:

1. La cereza es eficaz para ayudar con el acido úrico en la sangre.
2. Comer zanahoria limpia la sangre.
3. El diente de león.
4. El lino
5. La granada.
6. El regaliz.
7. La genciana.
8. El espliego.
9. Chile en polvo.
10. La manzanilla es un diurético y anti-inflamatorio bueno para ayudar en los trastornos de la circulación.
11. Té de salvia ayuda a estimular la circulación.
12. Remojar los pies en agua caliente y después fría.

BURP (BELCH)

To prevent burn:
1. Papaya seeds are good as an antacid.
2. Chamomile tea is good.
Note:limit the intake of gaseous drinks.

ERUCTO

Para calmar el espasmo:
1. La semilla de papaya evita la acides.
2. Té de manzanilla.
Nota: Trate de no ingerir gaseosas.

CALLUS
To eliminate callus:
1. Garlic helps to combat calluses.
2. Olive oil or almond oil.

CALLOS
Para que se caigan:
1. Frotar el ajo en los callos.
2. Frotar aceite de oliva o de almendras.

❦

CANCER
To prevent it:

1. Carrots help prevent it.
2. Grapefruit, garlic and gooseberries.
3. Apricots help prevent cancer.
4. Ginger has healing properties and is good to combat cancer.
5. Tea of sour soup leaves is good to combat cancer.
6. Cauliflower is good against cancer of the breast.
7. If you suffer from cancer, get a lime, add rhubarb and baking soda, and leave it in evening dew. Then drink it.

CÁNCER
Para prevenir el Cáncer:
1. La toronja.
2. El ajo.

3. La zarza parrilla.
4. El albaricoque.
5. El jengibre tiene propiedades curativas y ayuda a contrarrestar el cáncer.
6. Hervir las hojas de la guanábana (tomar)
7. La coliflor ayuda en el cáncer mamario.
8. La zanahoria es buena para ayudar a prevenir el cáncer del pulmón
9. Si usted padece de cáncer, coja una lima, póngale ruibarbo y bicarbonato, déjelo al sereno y tomarlo después

CATARACTS
To clean it:

1. One or two pieces of raw garlic is good against cataracts.
2. Collyrium eyewash.
3. A glass of carrot juice, a glass of jitomate (Mexican variety of Tomato) and half glass of watercress is good against cataracts.

CATARATAS
Para que desaparezcan:
1. Tomar Uno o dos dientes de ajo crudos.
2. El colirio de llantén.
3. Un vaso de jugo de zanahoria.
4. Un vaso de jugo de jitomate (variedad de tomate mexicano)
5. Medio vaso de berro es bueno para combatir las cataratas.

CHOLESTEROL
To prevent lower cholesterol:

1. An eggplant with two tablespoon of canary grass is recommended
3. Pineapple, lemon juice and sage
4. Omega 3 helps for lower cholesterol.
5. Copper supplements are recommended to help lower cholesterol.
Note: Losing weight is good to lower cholesterol

COLESTEROL
Para bajar el colesterol:

1. Una berenjena con dos cucharadas de alpiste.
2. La piña y el zumo de limón y chía.
3. Omega 3 ayuda a bajar el colesterol.
4. Tomar suplementos de cobre son recomendados.

Nota: Bajar de peso ayuda a nivelar el colesterol.

COLICS
To calm colic pain:
1. Melon
2. Chamomile tea
3. Fennel tea calm colic pains.

CÓLICOS
Para calmar los dolores y los cólicos:
1. El melón.

2. Té de manzanilla
3. Té de hinojo.

❦

COLON
To clean and relieve it:
1. Flax is good to relieve of the colon.
2. Papaya and tomato.
3. Chamomile and mint tea.
4. Chamomile with lemon calms the pain of an irritated colon.
5. Red tea, green tea, and white tea are good to help irritated colon.
6. A diet low in fat and fish.
7. Tea of lemon flowers is good to help soothe nerves.

COLON
Para a limpieza del colon:
1. La linaza.
2. La papaya.
3. El tomate.
4. Infusión de manzanilla y menta.
5. El limón con manzanilla calma el dolor de colon irritado.
6. El té rojo, te verde, y te blanco son buenos para calmar el colon irritado.
7. Una dieta pobre en grasa ayuda.
8. Consumir pescado.
9. Cocimiento de la flor de limón sirve para calmar los nervios.

❦

CONSTIPATION
To relieve it:

1. Tomato juice.
2. prunes.
3. papaya.
4. pears.
5. figs.
6. beans are good to relieve constipation.
2. Olive oil with lemon.
3. Warm water with honey.
4. Applying a poultice of spinach and olive oil applying compresses on womb.
5. Eating roasted onion before going to bed.
6. Tea Mint.
7. Dates in a glass of hot water, drink it is good for constipation.
8. Epson salt is good as a laxative.

Note: Mineral oils rob vitamins that dissolve in vitamins A, D, and E from the body

ESTREÑIMIENTO
Para aliviar el malestar:

1. El jugo de tomate.
2. Las ciruelas pasas.
3. La papaya.
4. La pera.
5. El higo.

6. Los frijoles.
7. El aceite de oliva con limón ayuda.
8. Agua tibia con miel ayuda.
9. Colocar sobre el estómago, cataplasma de espinaca y aceite de oliva.
10. Cebolla horneada, comerla antes de acostarse.
11. La yerbabuena.
12. Dátiles en un vaso de agua caliente tomar.
13. La sal de higuera es buena como laxante.

Nota: Los aceites minerales roban del organismo los factores vitamínicos, que se disuelven en vitamina A, D, E.

꧁꧂

COUGH
To relieve it:

1. Boil onions and while warm place them on your chest and it is good to alleviate cough and phlegm.
2. Shake a few drops of fennel oil, anise oil and honey; you should drink it when the cough starts.
3. Apply a poultice of potato and medicinal clay on your chest.
4. Drink a teacup of apple vinegar and water when you start to cough or when your throat starts to tickle.
5. Gargle with salt water.
6. To alleviate coughing, gargle salt and vinegar mixed in water .
7. Eating raspberries alleviates the cough.

TOS
Para aliviar la tos:

1. La cebolla se usa como cataplasma caliente, se coloca sobre el pecho ayuda para la tos y las flemas
2. Unas gotas de aceite de hinojo en aceite de anís, se le agrega miel y se agitan. Tomar cuando empiece la tos.
3. Aplicar cataplasma de papa y arcilla medicinal sobre el pecho.
4. Tómese una tacita de vinagre de manzana en agua cuando empiece la tos o el cosquilleo en la garganta.
5. Hacer infusiones con agua salina.
6. Hacer gárgaras de sal.
7. Vinagre de manzana en agua ayuda para la tos y también se puede hacer gárgaras.
8. Comer frambuesas alivia la tos.
9. Tomar infusión de trébol es bueno para ayudar a descongestionar los bronquios.

COUGH (WHOOPING)
To relieve it:
1. Tea of mango leaves help with whooping cough.
2. Radish mixed with sugar water and honey (Honey is not recommended for diabetics.)
3. Hot chicken soup, Black figs and anise are good for help on coughing.
4. Drinking boiled milk with honey and sesame seeds (If diabetic, honey is not recommended.)
5. Eating a clove of garlic is beneficial for whooping cough.

TOSFERINA
Para aliviar y sanar:

1. Té de hojas de mango.
2. El rábano mezclado con azúcar, agua y miel. (Para los diabéticos, no se recomienda la miel).
3. Sopa caliente de gallina con higo negro y anís.
4. Tomar leche hervida con miel y ajonjolí. (Para los diabéticos, no se recomienda la miel).
5. Comerse un diente de ajo diario es beneficioso para curar la tosferina.

❧

CYSTITIS
To relieve it:
1. Corn silk.
2. Garlic, sour blueberries, and yogurt.
3. Wash with apple vinegar.

CISTITIS
Para combatirla:
1. Te El pelo de maíz.
2. El ajo
3. Los arándanos agrios.
4. El yogur.
5. Lavarse con vinagre de manzana.

❧

DARK CIRCLES UNDER EYES
To battle it:

1. Drinking chamomile tea, as well as, applying

compresses on eyes.

2. Apply Potato compresses on eyes

3. Cucumbers are excellent to apply compresses on eyes.

OJERAS

Para combatir las ojeras:

1. Té de manzanilla (tomar y aplicar sobre los ojos).
2. La patata (papa).
3. El pepino es excelente para desinflamar.

DIABETES
To control or battle it:

1. Eucalyptus tea.
2. Eating avocado, pear, watercress, and/or parsley.
3. Cinnamon is good in reducing diabetes.
4. "Chaza" is a plant that reduces diabetes.
5. Flax in powder form as well as garlic is good to combat diabetes.
6. Artichoke stimulates the production of insulin.
7. Organic coconut oil, extra virgin, controls diabetes.
8. Ginseng lowers the level of sugar in the blood.
9. Linen seeds can be used as nourishment for diabetics.

Note: Potatoes are not good for diabetics because they convert to sugar with the contact of saliva.

DIABETES
Para combatir o disminuir:

1. Infusión de eucalipto.
2. Comer aguacate.
3. Pera.
4. Berro.
5. Perejil.
6. La canela ayuda a disminuir la diabetes.
7. La chaza también la disminuye.
8. La linaza en polvo.
9. El ajo.
10. Las raíces de guiscoyal.
11. La alcachofa estimula la producción de insulina.
12. El aceite de coco orgánico, extra virgen controla la diabetes.
13. El ginseng reduce el nivel de azúcar en la sangre.
14. La semilla de lino puede usarse como alimento para los diabéticos.

Nota: La papa no es buena para los diabéticos porque se convierte en azúcar con el contacto de la saliva.

DIARRHEA
To control it:

1. Verbena in boiled water controls it.
2. Botanical clove treatments diarrhea.
3. Onion is good to combat diarrhea.
4. Carrots are good to calm down diarrhea and dysentery.

5. "Yenario" is good in the treatment of diarrhea.
6. Raspberry is good to combat diarrhea and nausea.
7. A teaspoon of powdered ginger in boiled water controls diarrhea.
8. Cinnamon in a cup of warm milk, and out with diarrhea.
9. Jamaican pepper with milk is good for treating diarrhea.
10. Rice water is good in the treatment of diarrhea.
11. Nettle is good in the treatment of diarrhea, colics and dysentery.

DIARREA
Para controlarla:

1. La verbena hervida ayuda.
2. Clavo de olor en infusión.
3. La cebolla.
4. Zanahoria ayuda a calmar las diarreas y disentería.
5. Yenario.
6. La frambuesa combate la diarrea y náuseas.
7. Una cucharadita de Jengibre en polvo en agua hervida controla la diarrea.
8. La canela, una taza con leche tibia.
9. La pimienta de Jamaica en leche.
10. El agua de arroz.
11. La ortiga combate la diarrea, los cólicos y la disentería.

EARACHE
To relieve it:

1. It is recommended to warm garlic oil, baby oil, olive oil or natural oil using the "bain de marie" method and put some drops in the ear.
2. Onion is good for earache.
3. Place a twig of mint with camphor in the ear.

DOLOR DE OÍDO
Para aliviar el dolor de oído:

1. Se recomienda calentar a baño de María, pueden usar uno de los siguiente: aceite de ajo, aceite que se usa en el cuidado de bebes, aceite de oliva, aceite natural para cocinar, (buena calidad) y poner unas cuantas gotas en el oído.
2. La cebolla poner solo en compresas.
3. Se coloca una ramita en el oído de hierba buena con alcanfor.

❧

EPILEPSY
To control it:

1. Drink passion fruit tea.
2. Gingko.
3. White willow.
4. It is said that is good to place a compress of dry wine at the base of the neck for epilepsy.

EPILEPSIA
Para ayudar o disminuir los efectos:

1. Tomar pasionaria en infusión.
2. Infusión El gingko.
3. Infusión El sauce blanco.
4. Colocarse en la cabeza un paño empapado de vino seco, (dicen que es muy bueno).

EYES
To relieve it:

Lack of vitamin A causes infection of the eyes, conjunctivitis, sty and other problems with the eyes. Fruits and vegetables that contain vitamin A are:
1. Apricot, Anón, hazelnuts, cherries, coconut, chirimoya, figs, lemon, mamey, mango, peaches, melón, blueberries, oranges, nuts, papaya, pears, plantains, grapes, guava, medlar fruit, grapefruit, watermelon, etc.
3. Marjoram compresses on the eyes.
4. Mashed jute placed in water and in the night air. Wash eyes with the wáter.

OJOS
Para mantener la buena salud de los ojos:

La carencia de vitamina A causa infección en los ojos, y causa conjuntivitis, orzuelo y otras perturbaciones de la vista.

Las frutas y vegetales que contienen vitamina A son:
1. Albaricoque, anón, avellana, cereza, coco, chirimoya, higo, limón, mamey, mango, melocotón, melón, mora, naranja, nuez, papaya, pera, plátano, uvas, guayaba, caimito, níspero, toronja, sandía, etc.
2. La mejorana ayuda en la conjuntivitis.
3. La planta anciana, poner compresas sobre los ojos los desinflama y refresca (ojos enrojecidos).
4. Agua hervida de flor de mayo limpiarse alrededor de los ojos.(lavado de ojos)
5. Yutes machacados en agua, dejarlos al sereno y lavarse los ojos en la mañana con ésta agua.

❀❀❀

FERTILITY
To help fertility:

Lack of vitamin E, is a cause of abortions.
1. Wheat germ oil is one of the principal sources of vitamin E.
Some fruits and vegetables containing vitamin E are:
2. Hazelnuts, chestnuts, strawberries, lemon, mamey, peanuts, cashews, peaches, nuts, grapes, guavas, avocados, star fruit, kiwi, pink grapefruit, etc. Also, eggs, milk, vegetable oíl and cereals.

FERTILIDAD
Para ayudar en la fertilidad:
La falta de vitamina E, es una de las causas que inducen los abortos espontáneos. Las fuentes

principales de vitamina E:
1. El aceite de germen de trigo.
Algunas frutas y verduras que contienen vitamina E:
2. Avellanas, castañas, fresas, limón, mamey, maní, marañón, melocotón, nuez, uvas, guayabas, aguacate, caimito, kiwi, toronja roja, etc. También los huevos, leche, aceites vegetales y cereales.

FEVER
To control it:
1. Shower with lukewarm wáter.
2. Apply onions on the plant of your feet.
3. Apply raw potatoes on your forehead and the plant of your feet.
4. Alcohol with rosemary controls lower fever.
5. Coconut juice is good to control lower fever.
6. Verbena cooked with lemon juice in infusions controls lower fever.

FIEBRE
Para controlar la fiebre:
1. Bañarse con agua tibia.
2. Ponerse cebolla en la planta de los pies ayuda a bajar la fiebre.
3. Para bajar la fiebre poner en las sienes y en la planta de los pies rodajas de papa cruda.
4. El alcohol de romero (masaje) baja la fiebre.
5. Tomar agua de coco baja la fiebre.
6. Verbena cocida con jugo de limón en infusión baja la calentura.

GALL BLADDER
To clean it:

1. Drinking lemon in lukewarm water is a cleanser for gall bladder.
2. Extra virgin oil.
3 Apple juice.
3. The leaves of marigold (calendula) is good for gall bladder stones.

VESÍCULA
Para limpiarla:

1. Tomar agua tibia con limón.
2. Aceite extra virgen de oliva.
3. Zumo de manzana.
4. La hoja de maravilla es buena para expulsar las piedras que se forman en la vesícula.

GASES
To eliminate it:

1. Eat raw onions.
2. Boil laurel leaves – slowly drink the tea.
3. A cup of mint will give relief.
4. Warm compresses on the stomach gives relief.
5. A teaspoon of anise in a cup of warm water.
6. Mustard seeds boiled in water, help to eliminates gases.
7. Fennel seeds, Jamaican pepper and ginger, each

boiled in water is good to alleviate gases.

FLATULENCIA
Para dar alivio estomacal:

1. Comer cebolla cruda.
2. Hojas de laurel hervidas – tomar el té lentamente.
3. Tomar una taza de té de menta.
4. Poner compresas de agua caliente sobre el estomago.
5. Tomar una taza de agua tibia con una cucharadita de anís.
6. Infusión de semilla de mostaza, elimina los gases.
7. La semilla de hinojo.
8. Infusión La pimienta de Jamaica (hervirla y tomar.
9. El jengibre poner en agua hervida y tomar.

GLAUCOMA
It is the increasing pressure inside the eye which can cause damage to the optic nerve and sight can gradually be lost:

It is necessary to maintain a diet and exercise.
1. **Eat avocado, pear, watercress, and parsley.**
2. **Cinnamon is good in reducing diabetes.**
3. **"Chaza" is a plant that reduces diabetes.**
4. **Flax in powder form as well as garlic is good for reducing diabetes.**
5. **Artichoke stimulates the production of insulin.**
6. **Organic coconut oil, extra virgin.**

7. Ginseng lowers the level of sugar in the blood.

GLAUCOMA

Es el aumento de la presión dentro del ojo puede dañar el nervio óptico y perderá la vista gradualmente. Es necesario seguir las indicaciones de los médicos, para tener una dieta balanceada y hacer ejercicios.

1. Comer aguacate.
2. Pera.
3. Berro.
4. Perejil.
5. La canela.
6. La chaza.
7. La linaza en polvo.
8. El ajo.
9. Las raíces de guiscoyal.
10. La alcachofa estimula la producción de insulina.
11. El aceite de coco orgánico, extra virgen.
12. El ginseng reduce el nivel de azúcar en la sangre.

❦

GOITER
To battle it:

Goiter is the growth of the thyroid gland and is caused by a diet very low in iodine. Goiter is an unbalanced hormonal condition of the thyroid gland also produced from lack of salt.
1. A teaspoon of almonds.
2. A deficiency of cabbage, cauliflower, brussel

sprouts, egg yolk, and spinach produces goiter.
3. If cabbage is not eaten continuously, it can lead to goiter.

BOCIO
Para ayudar a evitar el bocio:
El bocio es el aumento de la glándula tiroidea y es causado por una ingesta demasiado baja de yodo en la dieta. El bocio es un desajuste hormonal grave en la glándula tiroidea producida por poca cantidad de sal.

1. Una cucharadita de almendras.
2. Consumir coliflor, coles de bruselas, yema de huevo, espinacas.
3. La col, cuando no se come en forma continua, puede provocar bocio.

※※※

HAIR AND DANDRUFF
For clean and healthy hair:

1. Massage scalp with raw onions.
2. Boil chamomile and strain, add bicarbonate soda and lime oil, then rinse hair with the mixture.
3. To kill bacteria and fungi, apply apple vinegar to the scalp.
4. To give blonde hair shine, rinse hair with chamomile water.
5. Beer can be used as a setting lotion.
6. For loss of hair, it is good to massage the scalp

with sesame oil.

7. For loss of hair and dandruff, it is good to massage with rosemary oil, olive oil and garlic.

8. Laurel Leave tea is good to apply on the hair and for dandruff.

9. Thyme and rosemary are good for dry hair.

CABELLO Y CASPA

Para mantener el cabello sano y sin caspa:

1. Con cebolla cruda, darse masajes en el cuero cabelludo.

2. Enjuagarse el cabello con manzanilla hervida y colada y agregarle bicarbonato de sodio y aceite de lima.

3. Para matar hongos y bacterias, aplicar vinagre de manzana al cuero cabelludo.

4. Enjuagar el cabello rubio con manzanilla, da brillo.

5. Ponerse cerveza antes del baño, le sirve para fijar el pelo.

6. Para evitar la caída del pelo, es bueno darse masajes con aceite de sésamo.

7. Frotarse el cuero cabelludo con aceite de romero, con aceite de oliva, o con ajo evita la caída del cabello y la caspa.

8. El té de hojas de laurel aplicar en el cabello y darse masajes en el cuero cabelludo ayuda a evitar la caspa.

9. Enjuague de tomillo y romero hidratan el cabello seco.

HALITOSIS
To control it:
1. Sucking on a piece of cinnamon is good for bad breath.
2. Chew a sprig of parsley after dinner to help with bad breath.

MAL ALIENTO
Para evitar el mal aliento:
1. Chupar un pedazo de canela.
2. Mastique una ramita de perejil después de la comidas y listo.

HANDS
To help them:
1. Honey softens rough hands.
2. Wheat germ oil is good for cracked hands.
3. Massage skin with olive oil.
4. Sesame seed oil is good for help your hands.
5. For sweating hands, soak them in water and alcohol.

MANOS
Para ayudar a mantenerlas sanas:
1. La miel suaviza las manos ásperas
2. El aceite de germen de trigo ayuda para las manos agrietadas.
3. Darse masajes con aceite de oliva.
4. Masaje con aceite de ajonjolí

5. Manos sudorosas, remojar las manos en agua y alcohol.

HEADACHES AND MIGRAINES
For relief:

1. Boiled potato held on the forehead with gauze is good to relieve headaches.
2. Aloe leaves are used to relieve headaches.
3. Marjoram is good to relieve headaches.
4. Almonds have aspirin ingredients and relieve headaches.
5. Make a cataplasm of red potato and apple to relieve headaches: (cataplasm is a soft and warm preparation used to warm, humidify, or relieve a sore or any swollen part of the body).
6. If there is no inflammation, a compress of resin oil is good to relieve headaches.
7. Oranges and plantains.
8. Violet tea.
9. Bathing with basil water.
10. Inhaling and exhaling several times into a paper bag alleviates migraine.
11. Wrapping plantain peel around the head is good to alleviate migraines
12. A teaspoon of Apple vinegar with meals relieves migraines.
13. Chamomile tea relieves migraines.

DOLOR DE CABEZA, MIGRAÑA, JAQUECA
Para ayudar a eliminar los dolores:

1. La papa hervida colocada sobre la frente y cubrirla con gaza es buena para el dolor de cabeza o cualquier zona adolorida.

2. Una cataplasma de hojas de aloe.

3. La mejorana.

4. La almendra tiene ingredientes que contiene la aspirina, alivia el dolor de cabeza.

5. Una cataplasma de papa roja y manzana.

6. Si no hay inflamación, el aceite de resina en compresas es bueno para el dolor de cabeza.

7. Comer La naranja y el plátano ayudan a disminuir la jaqueca.

8. La violeta en cocimiento.

9. Bañarse con agua de albahaca es bueno para las jaquecas.

10. Cubrir la boca con una bolsa de papel e inhalar y exhalar varias veces es bueno para aliviar la migraña.

11. Poner sobre la cabeza cáscaras de plátano y luego enrollarla con una gaza.

12. Tomar una cucharadita de vinagre de manzana en las comidas alivia la migraña.

13. Té de manzanilla.

Nota: Cataplasma es una preparación caliente y suave en una tela y se aplica para calentar, humedecer o aliviar una llaga o alguna área inflamada del cuerpo.

HEAD LICE AND NITS
To eliminate it:
1. White vinegar eliminates lice and nits.
2. Tea alcohol is good to eliminate lice.
3. Cooked potato, add 4-drops of lime, 10-drops of iodine and massage the scalp.

PIOJOS Y LIENDRES
Para eliminarlos:
1. El vinagre blanco elimina los piojos y liendres.
2. Alcohol de té es bueno para eliminar los piojos.
3. Papa cocida, echarle 4-gotas de lima, 10-gotas de yodo y darse masajes en el cráneo es bueno.

❧

HEART
For healthy heart:

1. Garlic, onion, wheat germ, apricots are good for the heart.
2. Red roses help strengthen the heart.
3. Mint helps prevent heart attacks.
4. Toasted papaya seeds with cinnamon is good for the heart.

CORAZÓN
Para ayudar a mantener sano el corazón:
1. Comer ajo y cebolla.
2. El germen de trigo.

3. El albaricoque.
4. Infusión de Rosas rojas ayudan a fortalecer el corazón.
5. La menta ayuda a prevenir ataques de corazón.
6. Comer semillas de papaya tostadas con canela.

HEMORRHAGE
To control it:

1. Toasted green plantain made into an orgeat of cold water and sugar.
2. Vitamin K.
Vegetables that contain vitamin K are:
3. Spinach, cabbage, broccoli, soy beans, peas, chard, turnip, cauliflower, etc.

HEMORRAGIA
Para ayudar a controlar las hemorragias:

1. El plátano verde tostado hecho en horchata de agua fría y azúcar es bueno para controlar la hemorragia.
2. La vitamina K controla la hemorragia.
Los vegetales que contienen vitamina K son:
3. Espinaca, col, brócoli, frijol de soya, arvejas, acelga, nabo, coliflor, etc.

HICCUP
To control it:

1. Onion juice.
2. A glass of pineapple juice.
3. Mix a teaspoon of sugar in a class of water and drink slowly.
4. Cider vinegar.

HIPO
Para controlar el hipo:

1. Exprimir y tomar el jugo de cebolla.
2. Tomarse un vaso de agua de piña.
3. Mezclar en agua una cucharadita de azúcar y beber lentamente.
4. Tomar vinagre de cidra.

HIGH BLOOD PRESSURE
To help lower blood pressure:

1. Garlic, linen seeds, and two apples per day help lower blood pressure.
2. Cucumber, carrots, and parsley are good diuretics and help to lower pressure.
3. Peppers help to lower blood pressure because of their vitamin P.
4. Tea of strawberry leaves help to lower blood

pressure.

5. Tea from melon seeds help to lower blood pressure.

6. Place raw potato in water, and drink two cups of its water per day to lower blood pressure.

7. Celery is good to help lower blood pressure.

PRESIÓN ALTA

Para normalizar y bajar la presión:

1. Dos manzanas al día ayudan a bajar la presión.
2. El ajo.
3. La semilla de lino.
4. El pepino, la zanahoria, y el perejil son diuréticos y ayudan a bajar la presión.
5. El pimiento ayuda a normalizar la presión alta por su contenido de vitamina P.
6. Hervir las hojas de frambuesas y tomar el té.
7. El té de semillas de melón.
8. La papa cruda, en agua, tomarse dos tazas al día.
9. El apio en ensalada.

❦

HOARSENESS

To controls it:

1. **Clover tea is good to control bronchitis.**

Ronquera

Para ayudar en la ronquera:

1. Tomar infusión de trébol.

❦

HUMAN PAPILLOMA VIRUS (HPV)
To control it:

1. Cover the affected area with adhesive tape for one week.
2. Clover tree oil.
3. Apple vinegar.
4. Banana peel is good to heal the warts.
5. Apply ground potato on the warts and cover them with Band-Aids.

VIRUS DE PAPILOMA (HPV)
Para que desaparezcan las verrugas:

1. Colocar una cinta adhesiva y cubrir la parte afectada durante una semana.
2. El aceite del árbol de trébol.
3. El vinagre de manzana.
4. La cáscara de banana colocarla sobre la verruga y taparla con una curita.
5. Colocar papa molida en las verrugas y taparla con un curita.

INDIGESTION
To prevent it:

6. Garlic, parsley, and cumin help prevent indigestion.

7. Cayenne pepper is good in foods.

Note: Some digestives are orange, plums, strawberries, mint and basil.

INDIGESTIÓN
Para mejorar la digestión:

1. Usar ajo, perejil. Le ayudan a prevenir la indigestión.
2. La pimienta cayena.
Nota: Algunos digestivos son la naranja, la ciruela, la fresa, la hierba buena y la albahaca.

〜

INFLAMMATION
To relieve it:

1. Apply compresses of cabbage on the painful or swollen articulations.
2. Tincture of nettle with alcohol and rub on painful area.
3. In a glass of water, mix a teaspoon of apple vinegar and sugar, and drink it.
4. Apply a few drops of eucalyptus oil and massage the area.
5. Flax seeds with tomato juice is good to relief inflammations.

INFLAMACIONES

Para desinflamar:

1. Poner compresas de repollo (col) en las articulaciones adoloridas o inflamadas.
2. Tintura de ortiga con alcohol y frotar en la zona adolorida.
3. Ponga una cucharadita de vinagre de manzana en un vaso de agua y tómelo.
4. Aplíquese unas gotas de aceite de eucalipto en la zona inflamada o adolorida y haga un masaje suave.
5. Tomar linaza con jugo de tomate ayuda en la inflamación.

❧

INFLAMMATION (INTESTINAL)
To relieve it:

1. Currant or gooseberry is good for intestinal inflammation.
2. Tender coconut first thing in the morning is good for intestinal inflammation.
3. Drinking "matial" tea is better than an enema.
4. Flax seed oil lubricates the digestive system and regenerates the intestinal flora.

INFLAMACIÓN INTESTINAL
Para desinflamar:

1. La grosella es buena para la inflamación intestinal.
2. El coco tierno en ayunas es bueno para la

inflamación intestinal.
3. Tomarse el té de las hojas de "matial" es mejor que un lavado intestinal.
4. Aceite de linaza lubrica el conducto digestivo y regenera la flora intestinal.

INSOMNIA AND NIGHTMARES
For sweet dreams:

1. Valerian tea with linden and thyme are good for controls insomnia.
2. Mint tea and sage, also bitter orange tea is good for controls insomnia.
3. Chamomile tea with cinnamon and honey are good for help on insomnia.
4. Boil lettuce and drink the tea before bedtime is good for sleep.
5. Lavender water, sprinkled on the pillow as well as anisette sprinkled on the pillow.
6. Valerian sprinkled on the pillow tranquilizes and you can sleep.
7. Drinking hot milk before going to bed is good for sleeping.
8. Oatmeal, banana and sugared-apple are good for sleeping.
9. Place rose petals and chamomile leaves under the pillow.
10. Avoid nightmares by rubbing wrists with olive

and basil oil.
11. Do not drink coffee before going to bed.

INSOMNIO Y PESADILLAS
Para sueños relajados:

1. Té de valeriana, tilo y tomillo ayuda a un buen dormir.
2. Té de menta y salvia.
3. La infusión de naranja amarga ayudan en el insomnio.
4. Té de manzanilla con canela y miel.
5. Hervir lechuga y tomar un té al acostarse.
6. Poner esencia de lavanda, sobre la almohada.
7. Poner anís sobre la almohada.
8. Poner esencia de valeriana en la almohada ayuda a tranquilizar.
9. Tomar leche caliente al acostarse es bueno para dormir.
10. La avena y el plátano al igual que la manzana azucarada antes de acostarse son buenos para dormir.
11. Colocar pétalos de rosa y hoja de manzanilla debajo de la almohada.
12. Con aceite de oliva, aceite de albahaca, frotarse las muñecas y no tendrá pesadillas.
13. No tomar café antes de acostarse.

INTOXICATION
To relieve it:
1. Chestnuts.
2. Guava leaves tea.
3. Plantain (weed).

INTOXICACIÓN
Para ayudar a desintoxicar:
1. Comer castañas.
2. El té de hoja de guayabo.
3. El llantén.

❧

KIDNEY
to clean they:

1. Apple vinegar is good for maintaining the kidneys clean.
2. Sour blueberries, garlic, onion, linden and wild acacia leaves are beneficial for the kidneys.
3. Corn silk and parsley are the best natural diuretics.
4. Nettle can help prevent kidney stones.
5. Violet minimizes inflammation of the kidneys.
6. Black poplar calms the pain and minimizes kidney infection.

RIÑONES
Para limpiar los riñones:

1. Vinagre de manzana, bueno para mantener los

riñones limpios.
2. Los arándanos agrios.
3. El ajo y la cebolla.
4. El tilo.
5. Las hojas de guarango son beneficiosos para limpiar los riñones.
6. El pelo de maíz y el perejil son los mejores diuréticos naturales.
7. Infusión de ortiga puede ayudar a evitar la formación de piedras en los riñones.
8. Infusión La violeta disminuye la inflamación de los riñones.
9. Comer chopo calma el dolor y disminuye el proceso infeccioso de los riñones.

LIVER
To clean it:

1. **Plantains, sour sop, parsley and "guarana" are good for heals the liver.**
2. **Watercress purifies the blood and heals the liver.**
3. **Melon orgeat is good for heals the liver and colics.**
4. **Ginseng protects the liver from damaging effects of medicines.**

HÍGADO
Para ayudar a limpiar el hígado:

1. Comer Los plátanos.
2. La guanábana.
3. El perejil.

4. Guaraná.
5. El berro purifica la sangre y cura el hígado.
6. La horchata de melón es buena para limpiar el hígado y evita los cólicos.
7. El ginseng protege el hígado de los efectos dañinos de los medicamentos.

LOW BLOOD PRESSURE
To raise blood pressure:

1. Cinnamon helps raise blood pressure.
2. Beets are good to raise blood pressure.

PRESIÓN BAJA
Para subir la presión:

1. Una infusión de canela sirve para subir la presión.
2. La remolacha sube la presión.

LUNGS
To clean them:

1. Swallowing a clove of garlic as a pill is effective for heals the lungs.
2. Chewing ginger is good for heals the lungs.
3. Hot black tea is good for dilating bronchial tubes.

4. Onion, tomato, and three drops of 'creolina' (a coal tar disinfectant cleaner) with water and sugar is good for heals the lungs.
5. Plantain (weed) is an astringent and is recommended for the stomach and the lungs.
6. Apricots help eliminate lung and bronchial infections.
7. Drinking liquefied watercress is very good for heals the lungs.
8. The leaves act as an expectorant.

PULMONES
Para ayudar limpiar los pulmones:

1. Un diente de ajo tragado como píldora es efectivo para los pulmones.
2. Masticar jengibre es bueno para los pulmones.
3. El té negro caliente es bueno para dilatar los bronquios.
4. Cebolla, tomate y tres gotas de creolina con agua y azúcar es bueno para limpiar los pulmones.
5. El llantén es astringente y se recomienda limpiar el estomago y los pulmones.
6. Jugo de albaricoque ayuda a eliminar las infecciones pulmonares y bronquiales.
7. Tomarse el berro licuado es magnífico para los pulmones, sus hojas actúan como expectorante.

MALARIA
To battle it:
1. Verbena is good for heals malaria.
2. Sour oranges with bitter unsweetened coffee is good for heals malaria.

Paludismo
Para combatir el paludismo:
1. Tomar verbena.
2. Tomar naranja agria con café amargo.

꧁꧂

MEMORY
To recover memory:
1. Tea of orange leaves (fruit tree).
2. Nuts are good to heals the memory because of their abundance of phosphorous.
3. Lemon fodder or hay is good for memory.
4. Artichokes, sage tea, and sunflower seeds are excellent.

Cerebro y Memoria
Para fortalecerlo y mejorar la memoria:
1. El té de hoja de naranja ayuda a fortalecer la debilidad del cerebro.
2. Las nueces son buenas para fortalecer el cerebro por la abundancia de fósforo que contienen.
3. Zacate de limón tomado fortalecen el cerebro.
4. Las semillas de girasol son magnificas para la memoria. Lo mismo que:
5. Las alcachofas.
6. El té de salvia.

MITES
To battle it:

**1. Garlic is an excellent remedy for mites. Eat them in salads.
2. Bathing in the sea: sea salt is used a lot by allergic persons. 3. Dilute half tablespoon of sea salt in one tablespoon of filtered water and aspirate for 20 seconds on one nostril, covering the other side and then alternate sides, expelling the water through mouth each time.**

ÁCAROS
Para combatir los ácaros:

1. El ajo es excelente remedio para los ácaros. Consumir en ensaladas.
2. La sal marina es muy utilizada por las personas alérgicas. Se recomienda baños de agua de mar.
3. Intente esto: diluya media cucharada de sal marina en una de agua filtrada. Luego aspirar por uno de los orificios de la nariz tapando la otra fosa nasal durante 20 segundos y expulsando el agua por la boca, luego se repite el mismo procedimiento por la otra fosa nasal.

❦

MOUTH
To relieve it:

1. Honey is good for swollen gums. If you are not

diabetic massage the gums with honey.
2. Cashew helps to heal; it prevents tenesmus in children, by cleaning the mouth and applying honey.

BOCA
Para combatir la inflamación de encías:

1. La miel, masajeé las encías con miel. (Si es diabético no la use)
2. El marañón es curativo.
3. Para el pujo de los niños se le limpia la boca y se le pone miel.

❧

MUSCULAR SPASMS
To alleviate it:

1. Ginger alleviates muscular spasms.
2. Applying oils such as Eucalyptus, pine, rosemary or thyme on affected area since they give a warmth sensation and help relax.

ESPASMO MUSCULAR
Para aliviar el espasmo muscular:

1. Tomar Jengibre alivia el espasmo muscular.
2. Aplicar varias veces al día, aceites esenciales como el de eucalipto, pino, romero o tomillo en el área afectada ya que dan una sensación de calor que ayudará a relajar los músculos adoloridos.

NAILS
To control hang nails:
For hang nails, apply hot lemon.

UÑAS
Para evitar los uñeros:
1. Aplicarse limón caliente.

᙮

NERVOUSNESS
To calm it:
1. Hawthorn tea.
2. Eating vegetables and fruits rich in vitamin B.

LOS NERVIOS
Para calmar los nervios:
1. Te de espino blanco
2. Comer vegetales y frutas ricos en vitamina B.

᙮

OBESITY AND CELLULITES
To control it:

1. "Fucos" can be taken for cellulites and to lose weight. Fucos is a plant which has A, B, C, E, B12 and is taken before meals for cellulites.
2. Pineapple is good for losing weight.
3. Fennel seeds serve in losing weight, since through urine fat is lost.
4. Bay leave tea is good for losing weight, it burns fat.

OBESIDAD Y CELULITIS

Para combatir la obesidad y restaurar la piel dañada:
1. Fucos o sargazo vejigoso, se toma para la celulitis y para bajar de peso. (Fucos es una planta que tiene A, B, C, E, B12 y se toma antes de las comidas ayuda a que desaparezca la celulitis)
2. La piña es buena para ayudar a adelgazar.
3. Las semillas de hinojo sirven para adelgazar, ya que ayuda a destruir la grasa.
4. Té de hojas de laurel tomarlo para adelgazar, y quemar las grasas.

꧁꧂

OSTEOPOROSIS
To restore calcium on bones:

1. Mamey fruit is good to cure osteoporosis because it contains vitamins E and P.
2. Flax seed is good to cure osteoporosis.
3. Once a day have a milkshake of soy milk, with strawberries orange juice and sugar. Strawberries and oranges contain vitamins A, B, C, E.
4. Blend cabbage, leaves of beets, and turnips and drink first thing in the morning before breakfast.
5. Drink a daily smoothie of apple, guava and kiwi.

OSTEOPOROSIS
Para restaurar el calcio en los huesos:

1. El mamey, contiene vitaminas E y P.
2. La semilla de lino.
3. Tomarse un batido con leche de soya y le agregar: fresas, jugo de naranja. (Las fresas y las naranjas contienen Vitaminas A, B, C, E).
4. Batir berza (col) madura con hojas de remolacha, nabo y tomarlo antes del desayuno.
5. Tomar a diario un batido de manzana, guayaba y kiwi.

❈

PALPITATIONS
To battle it:
1. Take a teaspoon of boiled valerian.
2. Eat apricots and bananas.
3. Drink tea from dried flowers of hawthorn.
4. Stop drinking lactose or eating meats.
5. Plantain (weed) is good for palpitations.

TAQUICARDIA
Para combatirla:
1. Tomarse una cucharadita de valeriana hervida.
2. Comer albaricoques
3. Comer plátano banano.
4. Tomar té de flor seca de espino.
5. El llantén es bueno para la taquicardia.

Nota: Se recomienda que suspenda los lácteos y carnes por un tiempo o hasta que mejore.

PARASITES

To control it:

1. A shot of aguardiente on an empty stomach kills parasites.
2. Boil milk with garlic and drink it for one week and parasites will be eliminated.

PARÁSITOS (LOMBRICES)

Para eliminar:

1. Un trago de aguardiente en ayunas mata los parásitos.
2. Leche y ajo hervidos se toma por una semana para eliminar las lombrices intestinales.

PARKINSON'S DISEASE

To control it:

1. Pakinson's disease is caused by lack of vitamin E.
2. Ginger is good for dexintoxicates the body.
3. Wheat germ is recommended for controls Parkinson's disease.
4. Gingko biloba is recommended for Parkinson's disease because it is a good antioxidant.
5. Eating fruits rich in vitamins C and E.
6. Recommended fruits rich in vitamin E are: avocados, hazelnuts, chestnuts, plums, coconut, strawberries, lemon, peanuts, cashews, grapes, kiwi, sour sop, blackberries, etc.

7. Vegetables rich in vitamin E are: lettuce, peppers, onions, watercress, broccoli, chards, spinach, etc.

MAL DE PARKINSON
Para ayuda a combatirlo:

El mal de Parkinson es producido por falta de vitamina E.
1. Tomar jengibre para desintoxicar el organismo.
2. Germen de trigo.
3. Gingko biloba, por su antioxidantes se recomienda consumirlos.
Comer frutas que contengan vitamina C y E son buenas para prevenirlo. Las más recomendadas por su mayor contenido de vitamina E son:
4. Aguacate, avellanas, castañas, ciruelas, coco, fresa, limón, maní, marañón, uvas, kiwi, guanábana, mora, en general todas las frutas.
Vegetales ricos en vitamina E son:
5. Lechuga, ají, cebolla, berro, brócoli, acelga, espinaca, en general todos los vegetales.

❧

PROSTATE
To clean it:
1. Pears.
2. Tamarisk chopped into small pieces and place in water.

PRÓSTATA
Para mantener la próstata en buen estado:

1. Comer la pera.
2. El taray partir en pedacitos y poner en agua y luego tomar.

RHEUMATISM
To control it:

1. A very odd and traditional remedy, but highly effective for the cure of rheumatism, consists in always carrying in the pant's pocket a small potato which will not rot instead it will dry up and become very hard. When it becomes very hard, throw it away and replace it with another potato.
2. Extract the juice of mustard leaves, warm it and wet some swatches of clean cloth and apply on the areas that are hurting. Apply more heat to conserve the warmth.

REUMATISMO
Para combatirlo:

Un remedio tradicional muy curioso, pero altamente efectivo para curar el reumatismo:

1. Consiste en llevar siempre en el bolsillo del pantalón una patata (papa) pequeña la cual no se pudrirá, poco a poco se seca, cuando este dura, se desecha y remplaza por otra nueva.
2. Extraer el zumo de las hojas de mostaza, luego se calienta el extracto, se remoja en unas tiras de tela

limpias y se aplica en las áreas donde se siente dolor. Luego se coloca encima de las tiras unas toallas calientes para conservar el calor por más tiempo.

❦

RICKETS
To battle it:

Lack of vitamin D causes rickets. Vitamin D-D2, D3 help in the formation of the bones for calcium and phosphorus fixate to the bones.
Sunlight fixates vitamin D.
2. Fennel oil
3. pears.
4. Neesberries contain vitamin D.

RAQUITISMO
Para ayudar a combatirlo:

La falta de vitamina D causa el raquitismo. Vitamina D-D2, D3 ayuda a la formación de los huesos para que el calcio y el fosforo se fijen en los huesos.
1. Recibir rayos solares (sol) para fijar la vitamina D.
Las frutas que contiene vitamina D:
2. El aceite de hinojo,
3. La pera.
4. El níspero.

❦

SCIATICA (LUMBAGO)
To control pain:

1. Boil garlic in milk and drink it hot in the evening and in the morning.
2. Celery, watercress, parsley, and cabbage water.
3. Massage with hot olive oil on the painful area.
4. Leek helps alleviate the strongest lumbago pain.

CIÁTICA (LUMBAGO)
Para mejorar esta dolencia:

1. Ajo hervido en leche, tomarlo caliente en la noche y en la mañana se sentirá alivio.
2. El apio, berro, perejil.
3. El agua de col cruda.
4. Darse masaje con aceite de oliva caliente en la zona adolorida.
5. Infusión de puerro alivia el dolor de la ciática.

꧁꧂

SCURVY
To battle it:

Scurvy is a disease caused by a deficiency or lack of vitamin C.

1. It is recommended that you eat oranges, apricots, anon, chirimoya, sour sop, figs, lemons, mangoes, tangerines, apples, cashews, peaches, melons,

blackberries, papaya, pears, pineapple, bananas, grapes, kiwi, strawberries, avocado, limes, neesberries, grapefruits, watermelon, etc.
2. Vestables.

ESCORBUTO
Para ayudar a combatirlo:
El escorbuto es una enfermedad producida por una deficiencia de vitamina C. Le recomendamos comer:

1. Naranja, albaricoque, anón, chirimoya, guanábana, higo, limón, mango, mandarina, manzana, marañón, melocotón, melón, mora, papaya, pera, piña, plátano, uvas, kiwi, fresa, aguacate, limas, caimito, níspero, toronja, sandías, etc.
2. Vegetales.

❦

SINUSITIS
To control it:
1. Honey (if you diabetic do not use it)
2. Garlic and onions.

SINUSITIS
Para combatirla:
1. Tomar la miel de abejas.
2. Comer ajos y cebollas.

❦

SKIN
To clean and healthy skin:

1. Apply cucumber milk on the skin.
2. Apply boiled oats on the skin.
3. Apply apple vinegar on the skin.

CUTIS
Para ayudar a conservar la frescura del cutis:

1. Aplicar aceite de leche de pepino.
2. Aplicar avena hervida sobre el rostro.
3. Aplicar vinagre de manzana disuelto en agua sobre el cutis.

✼❧✿❧✼

SMOKING
To stop smoke:

1. If you want to stop smoke, eat an orange or at an Apple.
2. Red clover tea prevents tumors and eliminates nicotine.
3. Instead of smoking, chew raw carrots.
4. Chewing young blackberries will help you stop smoking.
5. Plantain (weed) is good for controls palpitations

and helps with respiratory ailments.

Notes:
1. Sucking on a clove will take away the smell of nicotine.
2. Vinegar in a bowl in the room of smokers will absorb the smell of smoke and tobacco.

FUMAR
Para dejar de fumar:

1. Si tiene deseo de fumar, chupe una naranja o cómase una manzana.
2. Infusión El trébol rojo, previene la formación de tumores y elimina la nicotina.
3. En vez de fumar, mastique una zanahoria cruda.
4. Masticando la fruta tierna de la zarza, se puede dejar de fumar.
5. El llantén es bueno para la taquicardia y alivia las enfermedades respiratorias, causadas por el cigarrillo.

Notas:
1. Chupar un clavo de olor para combatir el sabor de la nicotina.
2. Vinagre colocado en una vasija en la habitación de los fumadores, absorbe el humo y el olor a tabaco.

⚜

STOMACH ACHE
The best home remedies for stomach aches and abdominal spasms:

1. Preparing a tea of basil: boil a bunch of fresh basil leaves in a cup of water for 15 minutes, let it rest for another 5 minutes, and drink the tea.
2. Tea of chamomile or bay leaves.
3. Cabbage is good for heals stomach ulcers.
4. Olive oil is good for heals the stomach ulcers.
5. Carrots are good for heals intestinal movement and assimilation food.
6. Onion water is good for the stomach.
7. Tea of cashew leaves help with stomach pains.

DOLOR DE ESTÓMAGO
Para calmar el dolor de estómago y los espasmos estomacales, tan molestos:
1. Una infusión de albahaca: Tome un puñado de hojas frescas de albahaca y póngalas a hervir en una taza de agua durante 15 minutos, dejé reposar la infusión por 5-minutos más, y luego la puede beber.
2. Té infusión de manzanilla y de laurel.
3. La col ayuda para sanar las úlceras del estómago.
4. El aceite de oliva.
5. La zanahoria ayuda en las funciones del canal intestinal y la asimilación en el estómago.
6. La cebolla en infusión.
7. Té de hojas de marañón calman rápidamente el dolor de estómago.

STRESS
To calm it:

1. Hazelnut, garlic, and ginseng.
2. A 30-minute bath in Epson salt calms stress.
3. Flaxseed can help reduce the anxiety to eat food.
4. Flax seeds are good to calms stress and cerebral hemorrhage.
5. Passion flower tea is good against stress.
6. Celery is good for help in depression state and against stress.

ESTRÉS
Para calmar los nervios:

1. Comer avellanas.
2. El ajo.
3. Ginseng.
4. La linaza ayuda a reducir la ansiedad de comer.
5. La semilla de lino calma y evita los derrames cerebrales.
6. Tomar la pasionaria en infusión.
7. El apio ayuda en la depresión y el estrés.
8. Un baño de 30-minutos en agua de sal de higuera (Epson salt) calma el estrés.

❧

TOOTHACHE
To relieve it:

1. A drop of chlorine on the tooth alleviates the

toothache.
2. Apply boiled chamomile on the affected area of toothache.
3. Melted pork fat is applied on a piece of cloth and the cloth applied on the cheek.
4. Place spicy radish behind the ear nearest the aching tooth.
5. Extract the juice of fresh figs and apply to aching tooth.
6. Rock salt is good for rinsing the mouth.
7. Ashes are the best for clean teeth.
8. Peaches protects the skeletal system and teeth.
9. Apply blackberry bush as a sedative.
10. Eating pineapple minimizes pain.
11. Extract the oil of cloves and camphor and apply on tooth.

DOLOR DE MUELAS Y DIENTES
Para calmar el dolor:

1. Echar una gota de esencia de cloro en la muela alivia el dolor.
2. Coloque en la zona afectada, manzanilla hervida.
3. Grasa de puerco derretida, se coloca en un paño y sobre la mejilla.
4. El rábano picante se coloca detrás de la oreja cercana a la muela que duele.
5. Higo fresco maduro, se exprime y el jugo se pone sobre la muela que duele.
6. La zarzamora se aplica como calmante.
7. Comer piña disminuye el dolor.
8. Sacarle el aceite al clavo de olor (machacarlo) y

mezclar con el alcanfor. Se coloca sobre la muela.
9. Comer melocotón para ayudar a proteger el sistema óseo y los dientes
10. La sal gruesa es buena para enjuagarse boca.
11. La ceniza de carbón leña es buena para limpiar los dientes.

※

THROAT
To control pain:

1. **Geranium tea is good for heals it.**
2. **Gargling with mixture of salt water and vinegar.**
3. **Tea of honey with lemon and orange leaves.**

GARGANTA
Para calmar el dolor:
1. Infusión de geranio.
2. Gárgaras de agua con sal y vinagre.
3. Infusión de limón, miel y hojas de naranja.

※

TUBERCULOSIS
To control it:

1. **One tablespoon of echinacea in a cup of water, boiled.**
2. **Drinking grape juice on a daily basis cleans the lungs of toxins.**
3. **Drinking 2-cups of marigold water is good for**

cleans the lungs.
4. Watercress is good for strengthening the lungs.
5. Carrots and pineapple are good for cleans the lungs.
6. Boiled cacao seeds.
7. Ground cacao seeds with almond oil is good to apply it with a piece of cloth on chest for bronquitis.
8. Boiling prunes and grapes and drinking the tea.
9. Coriander with sugar or honey; take several teaspoons in between meals.
10. Plantain (weed) alleviates respiratory ailments.

Note: Cortisone makes difficult the treatment of tuberculosis

TUBERCULOSIS
Para calmar los accesos de tos:

1. Una cucharada de equinácea en una taza de agua hervida.
2. Tomar el jugo de uvas diariamente desintoxica los pulmones.
3. Dos tazas de infusión de caléndula diriamente.
4. El berro fortalecer los pulmones.
5. Zanahoria y piña.
6. La semilla de cacao.
7. La semilla de cacao molida y agregar aceite de almendras, ponérsela en el pecho cubrir con un pañito ayuda para controlar la bronquitis.
8. Hervir uvas pasas con uvas naturales y tomar el té.
9. Culantrillo con azúcar o miel; tomarse varias

cucharaditas antes de las comidas.
10. El llantén alivia las enfermedades respiratorias.

Nota: La cortisona dificulta el tratamiento de la
tuberculosis.

❧

ULCERS
To avoid ulcers of the stomach and intestines:

**Ailments of the kidneys and nervous system, vitamin
B2 is needed.**
Fruits rich in vitamin B2 are:
**1. Apricots, hazelnuts, chestnuts, cherries,
strawberries, guava, tangerines, apples, cashews
melon papaya, pineapple, grapes and blackberries.
Some vegetables rich in vitamin B2 are:**
**2. Cabbage, onions, oregano, peppers, sweet potato,
malanga root, plantains, chard, spinach, etc.**
**3. Chayenne pepper diluted in a glass of water or
fruit juice is good for heals ulcers.**
**4. A teaspoon of olive oil in the morning and at night
is good for ulcers.**

ULCERAS
Para evitar la úlcera del estómago e intestinos:

Para los trastornos de los riñones y nervios se necesita
la vitamina B2. Frutas y vegetales ricos en vitamina B2
son:

1. Albaricoques, avellanas, castañas, cerezas, fresas,

guayaba, mandarina, manzana, marañón, melón, papaya, piña, uvas, y moras.
2. Col, cebolla, orégano, pimiento, boniato, malanga, plátano, acelga, espinaca, etc.
3. La pimienta cayena diluida en un vaso de agua.
4. Tomar una cucharadita de aceite de oliva en las mañanas y en las noches antes de acostarse las cura.

VOMIT
To reduce it:

1. Cinnamon tea is good for reducing vomiting.
2. Verbena in salt is good for controlling vomiting.
3. Tea of Raspberry leaves help control vomiting.

VÓMITOS
Para reducirlos y controlarlos:

1. La canela reducir el vómito.
2. La verbena y agregar sal.
3. Las hojas de frambuesa en infusión.

WARTS
To battle it:

1. Apply the skin of plantain over the warts.
2. Apply raw potato on the wart and cover with a band-aid.

3. Chamomile, carrots and olive oil are good to combat warts.

VERRUGAS
Para que desaparezcan:

1. La cáscara de plátano sobre las verrugas.
2. La papa cruda sobre la verruga y taparla con una curita.
3. La manzanilla, zanahoria y aceite de oliva es bueno para las verrugas.

❧

WRINKLES
To battle it:
A good home remedy for wrinkles is to boil parsley and rosemary in milk, strain the mixture and apply the fluid on the face and throat once a day.

ARRUGAS
Para contrarrestarlas:
1. Utilizar perejil y romero, hervir las hojas en leche, colar y aplicar el líquido en el cuello y rostro una vez al día.

❧

www.ingramcontent.com/pod-product-compliance
Lightning Source LLC
Chambersburg PA
CBHW071456070426
42452CB00040B/1540